2021,
O ANO EM QUE NÃO VIVI
A HISTÓRIA DE UMA INTERNAÇÃO PSIQUIÁTRICA

Editora Appris Ltda.
1.ª Edição - Copyright© 2023 da autora
Direitos de Edição Reservados à Editora Appris Ltda.

Nenhuma parte desta obra poderá ser utilizada indevidamente, sem estar de acordo com a Lei nº 9.610/98. Se incorreções forem encontradas, serão de exclusiva responsabilidade de seus organizadores. Foi realizado o Depósito Legal na Fundação Biblioteca Nacional, de acordo com as Leis n°s 10.994, de 14/12/2004, e 12.192, de 14/01/2010.

Catalogação na Fonte
Elaborado por: Josefina A. S. Guedes
Bibliotecária CRB 9/870

Z821d
2023
	Ziterith, Renata Pinheiro
	    2021, o ano em que não vivi: a história de uma internação psiquiátrica / Renata Pinheiro Ziterith. – 1. ed. – Curitiba : Appris, 2023.
	    57 p. ; 21 cm.
	
	    ISBN 978-65-250-4664-8
	
	    1. Memória autobiográfica. 2. Depressão. 3. Transtornos psicóticos. I. Título.
	
	    CDD – B869.3

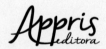

Editora e Livraria Appris Ltda.
Av. Manoel Ribas, 2265 – Mercês
Curitiba/PR – CEP: 80810-002
Tel. (41) 3156 - 4731
www.editoraappris.com.br

Printed in Brazil
Impresso no Brasil

Renata Pinheiro Ziterith

2021,
O ANO EM QUE NÃO VIVI
A HISTÓRIA DE UMA INTERNAÇÃO PSIQUIÁTRICA

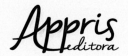

FICHA TÉCNICA

EDITORIAL	Augusto Vidal de Andrade Coelho
	Sara C. de Andrade Coelho
COMITÊ EDITORIAL	Marli Caetano
	Andréa Barbosa Gouveia (UFPR)
	Jacques de Lima Ferreira (UP)
	Marilda Aparecida Behrens (PUCPR)
	Ana El Achkar (UNIVERSO/RJ)
	Conrado Moreira Mendes (PUC-MG)
	Eliete Correia dos Santos (UEPB)
	Fabiano Santos (UERJ/IESP)
	Francinete Fernandes de Sousa (UEPB)
	Francisco Carlos Duarte (PUCPR)
	Francisco de Assis (Fiam-Faam, SP, Brasil)
	Juliana Reichert Assunção Tonelli (UEL)
	Maria Aparecida Barbosa (USP)
	Maria Helena Zamora (PUC-Rio)
	Maria Margarida de Andrade (Umack)
	Roque Ismael da Costa Güllich (UFFS)
	Toni Reis (UFPR)
	Valdomiro de Oliveira (UFPR)
	Valério Brusamolin (IFPR)
SUPERVISOR DA PRODUÇÃO	Renata Cristina Lopes Miccelli
PRODUÇÃO EDITORIAL	Jibril Keddeh
REVISÃO	Mateus Soares de Almeida
DIAGRAMAÇÃO	Renata Cristina Lopes Miccelli
CAPA	Eneo Lage

AGRADECIMENTOS

Agradeço aos meus pais: Maria Christina e Sergio, que sempre me estimularam à leitura. Agradeço ao meu vô, Herly, por ter lido mais de 100 gibis para mim, bem como agradeço às vózinhas.

 E dedico esse livro aos meus filhos: Gustavo e Beatriz, para que prestem atenção ao caminho, às escolhas, e que se mantenham no caminho do autoamor e da compaixão.

PREFÁCIO

Me encheu de alegria e lisonja o convite para prefaciar este livro. Ao mesmo tempo, senti enorme responsabilidade por escrever o preâmbulo da obra mais honesta que já li. Aliás, essa palavra "honesta" é uma das melhores para se definir a autora. Renata é honesta, ao extremo, em tudo o que diz e faz. É um ser humano superexposto em suas alegrias, tristezas ou indignações.

Há muitos anos, conheci a Renata em Piraí (interior do estado do Rio de Janeiro), ela estava sentada na grama, entre tímidos raios solares de uma tarde de inverno, observando crianças que brincavam. Entre essas crianças, nossos rebentinhos. Renata sorria feliz e, de repente, sem mais nem menos, puxou assunto, quebrando o gelo: "O meu filho é aquele! Qual é o seu?".

Uma amizade é assim: começa de gestos muito pequenos, como uma imponente árvore nasce de uma minúscula e despretensiosa semente.

Renata é sorriso aberto, simpatia, abraço feliz e carinho. Rubro-negra de coração, exímia jogadora de voleibol e uma dançarina contestável (o que vale é a intenção). Piada sempre certa e gargalhada que contagia. Mas ela também pode ser crítica, intensa, cáustica, mordaz... só depende de você. Pra resumir, uma Amy Winehouse tupiniquim, com suas próprias regras e nada de juízo!

E por falar em juízo, Renata foi parar numa casa de repouso. Sob muita pressão dessa nossa vida ultramoderna (em que precisamos dar conta de tudo ao mesmo tempo, agora), ela sucumbiu e foi obrigada a fazer um *pit stop*. Nada demais nisso. Serviu para sua restruturação, recalibração e para escrever o livro mais visceral que já tive em minhas mãos.

Mesmo com as ideias levemente desencontradas e sob o efeito de tranquilizantes, Renata não perdeu a sensibilidade e a capacidade de fazer a leitura de tudo o que ocorria ao seu redor. Sua percepção do real (e do irreal) estava mais aguçada do que nunca. Suas palavras, descrições minuciosas de fatos, lugares e perfis humanos; cada detalhe, cada traço, cada dia vencido, cada angústia superada... tudo isso faz deste livro uma obra irrepreensível, imprescindível não só aos amigos que amam a Renata, mas a qualquer pessoa, em qualquer tempo, que tenha interesse legítimo e genuíno no escrutínio minucioso da alma humana, no espírito indômito que habita a pessoa que nunca desiste, que nunca se entrega.

2021, o ano em que não vivi é uma viagem em todos os seus aspectos e nuances. Um livro que, uma vez iniciado, não se consegue colocar de lado; a nossa inquietação pelo próximo acontecimento não nos permite isso. Acomode-se num canto, pegue uma xícara de sua bebida favorita, boa leitura e boa viagem!

Robson Cassimiro

Autor do livro Meu mundo em palavras.

APRESENTAÇÃO

Como escrever um livro sobre um ano, se você só se lembra de 26 dias dele?

A maioria do que está aqui no livro foi fato real. Tentei ser a mais fidedigna ao que aconteceu, mas posso ter pintado com cores mais fortes certos acontecimentos, e peço que me concedam a licença poética desde já.

Ao começar a escrever, tive dúvidas sobre por onde começar: se já partia a jornada pelo primeiro dia do hospício ou se colocava como fui parar ali.

Deixei fluir. Os dias não foram fáceis mesmo. Na verdade, eu acho que os dias, em sua maioria, não são fáceis nunca.

SUMÁRIO

A DEPRESSÃO 13

A COVARDIA 15

A FRAGILIDADE 17

DIA DO SONO PROFUNDO 19

DIA 1
A INTERNAÇÃO COMPULSÓRIA 21

DIA 2
ALMA CONGELADA DE MEDO 23

DIA 3
NÃO VOU ME ACOSTUMAR 26

DIA 4
PRIMEIRA VISITA E MAIS COVARDIA 28

DIA 5
TREINANDO A RESIGNAÇÃO 31

DIA 6
O UMBRAL É AQUI 34

DIA 7
PACIÊNCIA ESGOTANDO 36

DIA 8
BRINCADEIRA É COISA SÉRIA 38

DIA 9
ME INTERNARAM E JOGARAM A CHAVE FORA 40

DIA 10
OS PROFISSIONAIS INSANOS 43

DIA 11
A CHEGADA DO URSÃO 46

DIA 12
AGIMOS COMO MACACOS 48

DIA 13
PEDIDO DE SOCORRO 50

DIA 14
ENFIM A ALTA 52

O MEIO 53

PÓS-INTERNAÇÃO 55

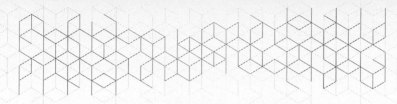

A DEPRESSÃO

They tried to make me go to rehab and i said: no, no, no.

(Amy Winehouse - Rehab)

Acordei com vontade de só ficar deitada. Não sinto fome, não sinto vontade de encarar mais um dia sem dinheiro. Mais um dia em que acordo já pensando em tomar clonazepam para dormir.

Guga está fazendo as aulas da escola em modo EAD e tem sido difícil acordá-lo às 6h, mas essa é uma das poucas coisas que faço por ele. Deve ter sido um inferno, para meu filho, esse ano também. A mãe ausente e, ao mesmo tempo, dando trabalho. Ele só tinha 13 anos.

A casa está imunda. Não tenho vontade de arrumar nada. Mal consigo colocar a comida e a água da Caramelo Regina (nossa pet) e limpar suas fezes.

Estou com esmalte descascado, cabelo sujo. O banho é rápido, no modo automático. Nem sinto direito o prazer da água escorrendo pelo corpo. Alguns dias fiquei sem tomar banho, então era lucro quando tomava.

Não cozinho mais. Todos os dias tenho pedido comida pelo aplicativo. Só o Guga come. Não sinto fome, nem sede.

Começo cedo a tomar o clonazepam, para aquele dia passar rápido. Juro que não é para morrer. Tomo em quantidade alta porque o efeito já não é mais o mesmo. Perdi o limite. Tomo 3 vidros desse remedinho maldito, depois emendo com mais 3, e assim passam-se os dias.

Deixando claro: tomo para dormir e esquecer que estou desempregada, sem dinheiro, sem ninguém. Não tomo para morrer. Isso jamais passou pela minha cabeça.

Lembro de haver um vazio enorme dentro de mim, de estar como uma criança pequena escondida num cantinho e, quando abraçava as pessoas, pedia ajuda para me socorrer. As pessoas não entendiam bem esse chamado e só me abraçavam e diziam que tudo ficaria bem.

Estava sem conseguir chorar há dias. Me sentia numa espécie de espiral. Pouca coordenação motora por conta do excesso de medicação. Estava numa espécie de espiral decrescente, destino final: o fundo do poço e sozinha, não conseguindo sair disso.

Não sabia que não conseguir chorar fazia parte de um quadro de depressão. E a pior maneira de dar força é dizer que a pessoa precisa ter força de vontade. É a mesma coisa que dizer para alguém com pneumonia para se esforçar e respirar, ou alguém com a perna fraturada deixar de frescura e ir fazer atividade física.

A despensa, quase sempre vazia, me incomodava, e eu tomava mais clonazepam.

Não conseguindo falar direito, balbuciava palavras com a voz arrastada e dizia coisas desconexas. Na bula do clonazepam são descritas como distúrbios associados ao uso excessivo do remédio coisas como amnésia, alucinações, histeria, psicose, tentativa de suicídio (os efeitos sobre o comportamento podem ocorrer com maior probabilidade em pacientes com história de distúrbios psiquiátricos), despersonalização, distúrbio de memória, desinibição orgânica, ideias suicidas, lamentações, distúrbios emocionais e de humor, estado confusional e desorientação.

Só hoje vi isso na bula, quase um ano depois de ter me intoxicado no intuito desesperado de dormir.

18h. Pronto, já posso dormir.

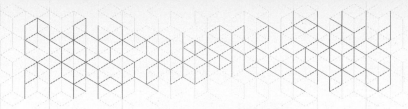

A COVARDIA

Sexta-feira, dia 26 de novembro de 2021

Sei que faço isso pra esquecer

Eu deixo a onda me acertar

E o vento vai levando tudo embora.

(Legião Urbana - Vento no Litoral)

    Num momento raro de lucidez, lembro por que fiquei assim, doente. Foram anos de assédio moral no trabalho, morte de vó, de mãe, demissão, sem grana, poucos clientes, Bia indo morar com o pai após uma discussão... nem sei como aguentei.

    Aliás, a demissão dava um capítulo à parte. Eu era muito respeitada no ambiente de trabalho antes do assédio moral, gostava do meu ofício, mas falava demais da minha vida.

    Esse foi meu erro. Trabalho não é lugar de falar de vida fora do ambiente corporativo. Lição aprendida.

    Lição para a vida: você nunca sabe de onde virá o tiro. E, de todos os tipos de tiro, o pior é o tiro amigo. Eu não imaginava que minha demissão já estivesse sendo plasmada e era questão de dias para acontecer.

    Sentia um clima estranho, mas acreditava nas pessoas, principalmente no meu chefe. Sempre jogamos limpo um com o outro. Eu torci tanto para que ele retornasse ao trabalho, reintegrado como eu. Fui ferida por pessoas em quem confiava.

Me chateava muito o fato de não conseguir chorar. Eu sentia tanta dor, solidão, tristeza, mas parecia que não havia mais lágrimas. Então, eu tomava o clonazepam e dormia.

Não sei quando começou essa espiral rumo ao fundo do poço ou, como dizia Marisa Monte, rumo ao meu infinito particular, mas quando vi já não morava mais dentro de mim. Eu estava ausente.

Tenho muita pena do meu filho, que passou por isso sozinho comigo. Não queria que ele visse a mãe derrotada, mas eu não conseguia puxar a corda para cima. Covarde.

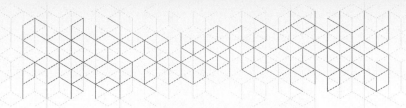

A FRAGILIDADE

SÁBADO, 27 DE NOVEMBRO DE 2021

E a quem perguntar quando o vento sopra

Responda que já soprou

Mas o vento não traz resposta

Acabou

Só.

(Oswaldo Montenegro)

Acordei e liguei para Beatriz. Estava tremendo muito, meu coração disparado, pedi ajuda mais uma vez.

Era sábado, final da Libertadores da América e o Flamengo ia jogar. Todos tinham um lugar para ver o jogo. Minhas amigas, inclusive, me chamaram, mas eu não conseguia mais sair do meu mundinho interno.

Beatriz chegou e me viu fragilizada. Acho que ela não sabia mais como lidar, então colocou uma roupa em mim e me levou para o meu pai, sendo combinado que eu iria ver o jogo do Mengão na casa da minha irmã do meio.

Lembro de ir no carro com o pensamento longe, sem conseguir estabelecer um diálogo, nem com ela e nem com Guga. Na verdade, eu já não estava ali, eu não morava mais em mim. Não conseguia sentir nada, só medo. Medo da noite, de ficar sozinha, medos bobos, mas agora vejo esse medo como uma espécie de premonição. Mal sabia que o medo pode se transformar num monstro enorme, que te limita e faz com que você pareça um robô.

Chegando ao apartamento do meu pai, ele desceu e me pegou pela mão. Me deu vontade de pedir para ele não largar mais. Ele estava com visitas em casa, e eu tentando fingir normalidade. Chegou uma hora que simplesmente não conseguia mais. Meu pai falou para eu deitar, afinal, não estava interagindo com ninguém.

Não sorria, não chorava, não falava, não era eu. Era só a poeira que sobrou de mim.

Na minha irmã, havia mais gente ainda. Lembro de ficar calada o jogo inteiro. As pessoas perguntavam coisas e eu só dizia sim ou não. Não via a hora daquele jogo acabar para ir para casa e dormir, envergonhada de mim.

Pedi à Ju (minha irmã do meio) para me levar de mãos dadas até o carro de aplicativo. Me senti humilhada, envergonhada de mim, mas eu não tinha condições de fingir.

Clonazepam. Apaguei, graças a Deus.

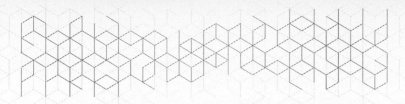

DIA DO SONO PROFUNDO

DOMINGO, 28 DE NOVEMBRO DE 2021

Yesterday

All my troubles seemed so far away

Now it looks as thought, they're here to

Stay. Oh, I believe in Yesterday

(Beatles - Yesterday)

 No domingo, acordei e não levantei da cama. Como o Guga estava com o pai, eu não precisava fazer almoço, então tomei cinco frascos de clonazepam.
 Lembro de ter dormido duas horas e ter ficado inválida até a hora de ir dormir. Sentada de frente para a televisão, eu não prestava atenção em nada. Falei com alguns amigos pelo telefone. Todos repararam que minha voz estava estranha, mas não sabiam o que fazer.
 As pessoas esperam o impossível de quem é forte. Se eu fosse frágil, todos iriam ter mais cuidado comigo.
 Segundo a sábia máxima de hospital, a diferença entre o veneno e a cura é a dose. Soube, mais tarde, que a dose que eu tomei era muito alta. Tem gente que tenta morrer com 80 gotas de clonazepam.

Não quero, neste livro, entrar muito na questão médica, até porque precisaria da assessoria de um médico, mas os efeitos do clonazepam são devastadores.

Ele vicia e você precisa sempre de uma dose maior — ainda que você não o tome para morrer.

Desanimada, sem esperança, sem mim por dentro, sem banho, sem esperar nada, só meu filho chegar para eu poder dormir e deixar minha alma fugir para bem longe.

Só que o mundo continuava girando, o sol continuava nascendo, as pessoas continuavam a sua rotina. Parece que você está num universo paralelo.

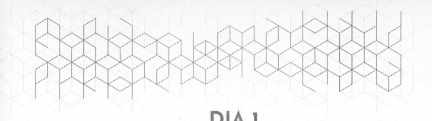

DIA 1

A INTERNAÇÃO COMPULSÓRIA

Se você quiser alguém em quem confiar, confie em si mesmo.

(Renato Russo)

Acordei tremendo. Já não estava dentro de mim. Fui até a cozinha e não tinha nada na geladeira, nem na despensa, e eu não tinha nem dez reais.

Liguei para a Bia, minha filha mais velha, para me levar ao mercado ou comprar o mínimo que fosse. Ela, ao invés de fazer as compras, apareceu lá em casa sem nada.

Surtei. Me tremi toda. Ajoelhei no chão, pedindo por comida para meu filho.

O que eu não sabia é que a internação já estava sendo planejada por todos. Com a filmagem minha, chorando, no chão, implorando por comida, todos ficaram apavorados e já tinham uma razão para justificar minha internação. Mal sabiam que aquilo era o grito mais alto que estava dando, depois de não conseguir falar a minha dor e humilhação em palavras, apenas chorando, agachada no chão.

Minha irmã mais nova apareceu, do nada, para me visitar!

Eu já sabia que a intenção era essa. Implorei para não fazerem aquilo comigo. Para que eu entrasse no carro, disseram que era para ir numa emergência psiquiátrica.

No dia, pareceu normal a família aparecer para me levar ao médico, mas eu não sabia que a ideia era me internar, por isso me deixei levar. Como uma boneca, entrei no carro pedindo para não me internarem. Não falava mais nada.

Subiram até a parte mais alta do hospital, o manicômio. Consultei o médico e ele conversou com meu psiquiatra particular. Ambos me convenceram a ficar uns 3 dias. Eu já estava cansada, confusa.

Minha irmã mais nova apareceu com um documento, em que ficava determinado que ela era a responsável pela internação e que eu só podia sair com alta médica ou com ela me tirando de lá.

Pedi para me darem algum remédio. Estava exausta, coração pulando de medo. Logo chegou uma enfermeira que me disse para me despedir delas. Disse só um tchau. Não tive mais vontade de abraçar ninguém.

Subi para o quarto. Camas de ferro, colchão coberto com plástico azul. No quarto sombrio, só uma janela com vista para uma parede. Em cada quarto cabia duas internas.

A enfermeira pediu que eu tirasse a roupa na frente dela: tirou meu cordão, minha pulseira, meu relógio. Fiquei de calcinha, passei por uma inspeção e me deram um uniforme para vestir.

As minhas roupas foram colocadas num saco e levadas para a rouparia.

Foi o único dia em que eu dormi cedo, já que antes da internação me deram uma injeção de Fenergan. Fui acordada às 22 horas para tomar os remédios e, depois disso, acordei só na manhã seguinte.

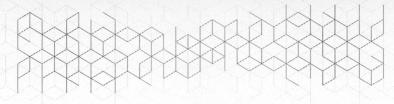

DIA 2

ALMA CONGELADA DE MEDO

So if you meet me

Have some courtesy

Have some sympathy, and some taste

Use all your well-learned politnesse

Or I'll lay your soul to waste, hmm yeah.

(Mick Jagger e Keith Richards)

    Acordei às 8 horas, com a enfermeira acendendo a luz e abrindo a porta sem nenhuma delicadeza. Nem "bom dia" elas falam. É rotina ou má educação?

    Pronto, a ficha caiu. Estou dentro do hospício. Uma interna (que vou chamar de Mari) deve ter percebido que cheguei no dia anterior. Me orientou a pegar toalha e roupa limpa, junto com os pertences, e me encaminhou para o banho. Eu só cumpri.

    O medo indescritível começou ali. Não conhecia ninguém, ambiente hostil, pessoas malucas, hora para comer. Sem relógio, sem celular, sem meio de contato com o mundo exterior. Com essa mania de colocar os números do celular atrelados às pessoas, eu não tinha para quem ligar, caso quisesse pedir socorro. Essa modernidade fez com que não saibamos os números dos telefones das pessoas.

As horas eram medidas pelas refeições. Às 8 horas, era o café. Às 10 horas, tinha fruta. 12 horas, almoço. 15 horas, lanche. 18 horas, janta. E 20 horas, colação. Assim a gente não ficava tão perdido. Aliás, dentro do hospício tudo gira em torno das refeições.

Eu estava com tanto medo: eu tremia por fora, mas, por dentro, eu tremia mais ainda. Queria ir embora. Logo vi que ali não era meu lugar. Achei que em três dias iam me buscar... quanta ingenuidade!

Quase não comia as refeições. Só ia comer no refeitório para cumprir tabela e fazer a hora passar mais rápido, mas não adiantava porque os dias lá dentro são infinitos. Prestei atenção à equipe de enfermeiros e psicólogos do hospital. Ficar sem comer não era a melhor estratégia. Então, pegava pouca comida, comia o que conseguia e jogava o resto fora, quando a equipe do hospital não estava vigiando.

Eu estava com meu modo sobrevivência ativado. Procurava evitar pensar nas pessoas que me internaram. Na ignorância delas, esse era o melhor a ser feito, segundo disseram. Demorou um pouco para eu perdoá-las. Pensava em como elas estavam seguras, em suas casas, tomando seus banhos demorados, comendo o que queriam, enquanto eu estava ali. Mas resolvi que não iria perder tempo guardando mágoa. Eu já estava carregando tantas coisas minhas. Elas fizeram o que acharam que era bom para mim.

Por isso, daqui em diante, quem toma conta da minha vida sou eu. Nunca mais vou confiar em ninguém, eu acho. Se eu tivesse assinado minha internação, poderia ter assinado minha alta. Eu não sabia desse ENORME detalhe!

Comecei a conhecer as internas. O modo de aproximação é bem peculiar. Perguntam seu nome e por que você está ali. Você tem que dizer algo para fazer parte do grupo. Disse que era bipolar, embora meu diagnóstico não tivesse sido traçado ainda.

Mari tinha uns 25 anos. Às vezes, parecia mais, às vezes, menos. Tinha uma filha pequena, não lembro a idade, mas acho que tinha cinco anos. Mari era suicida. Estava há quase 6 meses no hospício. Já não sabia mais viver no mundo de fora. Ficou triste quando soube da alta.

Eu fiquei confusa com a alta dela também, confesso. Estava estabelecendo uma relação de amizade com ela e com Gê, de quase 40 anos, usuária de cocaína, que também tinha uma filha.

Ao contrário de Mari, Gê queria sair. Se emocionava muito quando via, pelas grades, sua filha bebê. Jurou, lá dentro, que ia melhorar aqui fora por causa da filha.

Não havia uma separação das internas pelas moléstias. Simplesmente, conviviam adictos, esquizofrênicos, bipolares, borderlines, suicidas... Era surreal você ter que conviver com a doença do outro sem se contaminar um pouquinho.

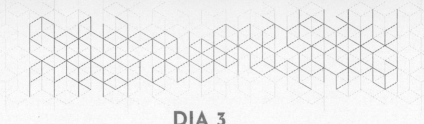

DIA 3

NÃO VOU ME ACOSTUMAR

Said: Woman, take it slow

And things will be just fine

You and I'll just use a little patience.

(Guns'Roses - Patience)

Acordei ainda muito apavorada. Não sabia dominar o medo de que alguém me agredisse ou que me dessem alguma coisa para apagar. Tinha medo de mim, pavor do lugar.

Na terapia, feita mal e porcamente, a psicóloga me disse, depois que falei do meu pavor: "você se acostuma!". Eu respondi que nunca iria me acostumar a um hospício, no máximo iria tolerá-lo.

O mantra das psicólogas e enfermeiros era: "você não é melhor do que ninguém". Consolador, não?!

Àquela altura, no banho de sol, eu sentava com essas duas moças e, no desespero de demorarem a me retirar do hospício, comecei a chorar. Com lágrima. Alguma coisa já havia sido mexida dentro de mim. Eu já não era um robô. Agora eu chorava sentida com o que fizeram comigo.

Gê logo mandou eu enxugar as lágrimas e só chorar dentro do quarto. Regra número um para sair de lá: não chorar na frente dos enfermeiros.

Um interno interrompeu nossa conversa dizendo que eu era a mais linda das mulheres, e eu pensei comigo: "nossa, o caso dele é perdido mesmo". Eu toda descabelada, com aquele uniforme que parecia de presídio americano, olheiras... onde ele viu beleza, eu não sei.

Durante o banho de sol, mulheres e homens ficavam juntos. Só havia separação na hora de dormir ou de entrar nos corredores destinados a cada sexo.

Não havia espelhos no local. Os suicidas ou esquizofrênicos poderiam quebrar e fazer um estrago com os cacos. Assim, você fica sem ver sua imagem. Só dá para ver uma imagem distorcida nos vidros que ficam perto do aquário (local onde a equipe de enfermagem fica). No filme da *Cinderela*, que eu adoro, há uma passagem em que ela se olha no espelho de uma panela, após passar a noite ao lado do borralho, e vê uma imagem totalmente distorcida do que ela era. Era como eu me via nos vidros dos quartos, minha imagem distorcida, e isso me incomodou muito.

Eu só queria ir embora. E, agora, tinha medo desse rapaz, que começou a me perseguir nos banhos de sol. Já não era suficiente estar ali? Caramba, ainda tinha que lidar com essa loucura que me remetia ao fato de que eu estava muito feia.

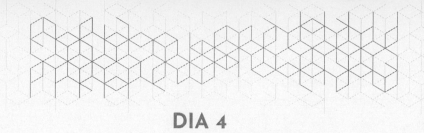

DIA 4

PRIMEIRA VISITA E MAIS COVARDIA

> Eu não existo longe de você
>
> E a solidão é meu pior castigo.
>
> Eu conto as horas para poder te ver
>
> Mas o relógio está de mal comigo.
>
> (Claudinho e Buchecha)

Dia da visita. Estava muito ansiosa, além do tremor interno que sentia de medo do lugar, das pessoas, dos gritos, medo de alguém me esganar de noite ou de alguém me estuprar, já que não havia nenhum controle sobre quem estava dormindo no quarto de quem.

A própria mocinha que foi minha companheira de quarto no início dormia no quarto de uma outra interna e, pelo que diziam, faziam sexo a madrugada toda.

Comigo, Cla, minha companheira de quarto, sempre foi muito doce. Tinha 19 anos e já estava na sua nona internação. Disse que estava ali porque era adicta em cocaína. Estava sempre com um sorriso meigo no rosto. Só demonstrou revolta porque todos os dias passavam pelo quarto e pegavam a escova de dentes dela. Não sei se era maldade das outras internas ou se era maldade de alguém do próprio hospital. Ou se era loucura mesmo.

Ela tinha que pedir à família, quase que diariamente, uma escova de dentes.

Lembro que, no dia anterior à alta dela, depois do almoço, cheguei ao quarto para pegar minha escova e ela estava sentada no chão. Perguntei o que era e, mais uma vez, tinham levado sua escova de dentes. Lembrei a ela que estava perto daquilo acabar, afinal, ela ia para casa no dia seguinte. Ela olhou para mim, com seu jeito de criança, e sorriu.

Agora, além do medo de alguém me matar, de ser estuprada, de me darem remédio errado, tinha o medo de roubarem minhas coisas.

O grande acontecimento do dia era a visita. Pensei em quem iria ter a coragem de subir. Muitas pessoas passaram pela minha cabeça, mas, para minha surpresa, os "responsáveis" do mundo de fora enviaram meu filho, de 13 anos, para subir e me visitar.

Quando o vi, tive que conter minha raiva e minha preocupação. Tentei falar com ele que ali era um lugar muito ruim, mas que a mãe estava bem. Não queria que ele se chocasse ainda mais com os horrores do mundo de dentro. Ele me viu com aquele uniforme, feia, maltrapilha, derrotada.

Pensei em processar o hospital, mas isso respingaria em pessoas da minha família e deixei para lá.

Ele foi embora e eu chorei.

Escondido, lógico. Já sabia da regra de não chorar em público. Nessa noite, não consegui dormir. Nem com o "s.o.s". O "S.O.S" é dado quando a pessoa internada não consegue dormir nem com a alta dose de remédio consumida diariamente. Era a salvação, porque eu não conseguia dormir sem pensar em tudo o que poderia me acontecer.

Nunca mais vou esquecer o que fizeram comigo e com meu filho. Juro que, se enviassem ele de novo, eu iria tomar as providências cabíveis, doesse a quem doesse. Afinal, ninguém se importou em ver como eu estava, nem em como ele ficaria.

Perdi mais uma coisa ali no mundo de dentro: a confiança no próximo, a covardia do mundo.

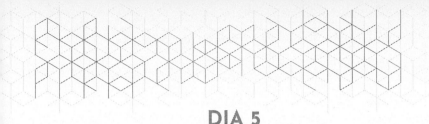

DIA 5

TREINANDO A RESIGNAÇÃO

Enquanto todo mundo espera a cura do mal e a loucura finge que isso tudo é normal, eu finjo ter paciência.

(Lenine)

Acordei péssima, sabendo que só poderia dormir depois das 21 horas. Fui tomar café. Pão dormido e café frio. O café frio tem uma explicação: nenhuma comida pode ser muito quente para que ninguém se machuque ou machuque o outro.

Sempre tinha uma enfermeira observando.

Estava preocupada com meus filhos, mas não podia ligar e nem ter contato com o mundo exterior. Tínhamos direito a uma ligação na semana, geralmente às terças, ligações sempre com a enfermeira ou a psicóloga acompanhando, e tínhamos direito a uma visita de uma hora por semana.

Depois do café da manhã, sempre íamos para o pátio, e logo depois chegava um professor de educação física e uma psicóloga ou terapeuta ocupacional.

Confesso que não fiz um dia de educação física, mesmo ciente de que aquilo poderia gerar problemas com minha alta. Mas só tínhamos direito a dois banhos por dia, um às 8 horas e outro às 16 horas, o que resultava ficar podre de suor e não poder se lavar. Coisa de doido.

Às 9:30, tínhamos terapia. Em algumas vezes, era para pintar mandalas, em outras, para artesanato, outras eram leituras de textos motivacionais, algumas mais legais eram para conhecer o "coleguinha".

Detesto pintar mandala ou qualquer outra coisa. Quando você acha que nada pode ficar pior, a terapeuta inventou um artesanato. São coisas estressantes para mim. A mandala eu dava uma enrolada, mas, no artesanato, eu saía da sala e ficava tomando banho de sol, sozinha, e pensando em tudo o que estava acontecendo.

Interessantes eram as trocas a respeito de textos. Algumas pessoas falavam coisas sem nexo, mas tinham outras que traziam um pouco de luz na escuridão. Como não havia separação dos internos por doenças, conviviam desde o viciado até o suicida, do esquizofrênico ao borderline, e a troca de ideias chegava a ser engraçada e interessante.

Quem ia ou não para terapia também era observado.

Foda-se! Já estou no hospício mesmo, fiz a maluca e fiquei tomando sol.

Estava começando a usar o sistema contra o sistema (resultado de ter assistido *Tropa de elite* mais de 10 vezes!). Isso foi muito útil porque ser maluco te dá uma permissão de fazer muitas coisas que a "normalidade" não permite.

Lembro de pedirem na terapia para eu escrever como seria meu ano de 2022. Putz! Eu só queria sair dali. Não tinha um plano de verdade. Porém, sabia que esperavam que eu escrevesse que ia fazer atividade física, terapia, que iria me alimentar bem... todas as mentiras inventadas por eles como algo factível. Ok. Escrevia isso no papel. O cliente é quem manda.

Hora do almoço: de novo, não consigo comer. Finjo remexendo a comida e jogo fora quando a enfermeira não está olhando.

Para comer, entramos numa fila e guardamos lugar para as amigas com guardanapo. Era outro estresse. Tinha interna passando na sua frente para comer logo, muitos mastigando com a boca aberta, não tinha sobremesa para todo mundo. Toda refeição era assim.

Não consegui ler um livro lá dentro. Não tinha vontade nem concentração, e quer saber? Como sou louca, podia fazer o que quiser!

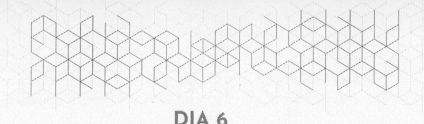

DIA 6

O UMBRAL É AQUI

> [...] *Mas é preciso ter força, é preciso ter raça,*
>
> *É preciso ter gana, sempre...*
>
> (Fernando Brant e Milton Nascimento)

A essa altura, eu já não aguentava mais. Eram gritos o dia todo, não tinha para onde correr para não escutar. Algumas pessoas tinham um olhar sombrio, outras, um olhar vazio, e muitas fingiam manter a sanidade para ter alta logo.

Tive pena das senhorinhas que ali estavam. Muitas estavam ali, claramente, porque a família não as suportava. Ficavam a Deus dará. A troca de fraldas não era feita: algumas vagavam pelo corredor, uma outra caiu no banho.

As internas se juntavam em grupinhos de mais novinhas, as idosas não iam para o pátio e as intermediárias ficavam sentadas separadamente.

O dia ali também girava em torno do cigarro. Se você tivesse cigarro para dar, então entraria para o grupo. Fumavam muito, fumavam a ponto de ter um cigarro na boca e outro na mão.

Não entendi porque a clínica deixa fumar. Para não ter confronto com as internas? Achava pernicioso fumar ali, mas só eu e minhas duas amigas, Lelê e Tatá, procurávamos ficar longe do cigarro.

Eu fiquei muito chateada comigo, porque não estava com paciência para ouvir ninguém. Não queria saber se era suicida ou sociopata, eu não podia ajudar. Não era médica. Então, me resguardava e saía da rodinha de resenhas quando o assunto era esse.

Aliás, o que você aprende com a internas sobre remédios é alucinante. Elas sabem o que cada remédio causa, parecem presos no presídio, que entendem mais de lei penal que muitos advogados.

As meninas mais novas eram muito gordas. Acho que era da medicação. Tive medo de ficar gorda assim também, afinal, tomava o mesmo remédio antidepressivo que engorda para caramba.

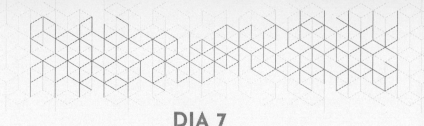

DIA 7

PACIÊNCIA ESGOTANDO

És um senhor tão bonito

Quanto a cara do meu filho.

Tempo, tempo, tempo, tempo...

(Caetano Veloso)

Me dava pena das pessoas, mas me deu, também, muita irritação. Simplesmente, algumas internas gritavam por mais de duas horas seguidas, se desamarravam...um inferno!

Minha alma pedia para sair do corpo e sumir.

Fui tentar avisar aos enfermeiros que as idosas estavam se desamarrando e pedindo água sem parar, e ouvi um sonoro: "Senta lá, Cláudia!", clássica frase da Xuxa! Já não havia humanidade para dar a essas pessoas o que elas precisavam. Ficou normal ouvir gritos, pedidos por água, sem ligar para o outro ser humano.

Quando abriram a porta do pátio, eu fugi para lá.

Me senti muito culpada em não ter tido paciência com as idosas, mas estava mais forte do que eu. Afinal, eu também estava lá para descansar.

Descansar é a última coisa que você faz no hospício, depois do remédio.

Fiquei mais próxima à Tatá. Ela tem mais ou menos a minha idade e as opiniões parecidas!

Tatá odeia quando ligam o som no pátio nas rádios de sertanejo e funk (tortura), não gosta do grupinho do cigarro, não se sente à vontade com as mais jovens, enfim, dividimos os mesmos sentimentos.

Tatá é bipolar. Tem uma filha e uma relação complicada com o fim do casamento. Se ressente de o ex-marido ter salvado ela na última tentativa de suicídio, com remédios.

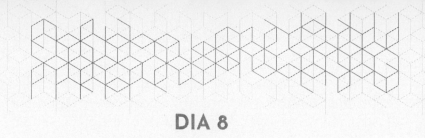

DIA 8

BRINCADEIRA É COISA SÉRIA

> Às vezes você me pergunta
> Por que é que eu sou tão calado
> Não falo de amor quase nada,
> Nem fico sorrindo ao teu lado [...]
>
> **(Raul Seixas e Paulo Coelho)**

Atividade em grupo era praticamente obrigatória. Mas foi interessante para conhecermos o resto do grupo.

Não queria brincar. Fala sério! Não tem nada de engraçado em brincar no manicômio, a menos que você esteja realmente bem doente da cabeça. O brinde da brincadeira era um chocolate. Ganhei e dei para Tatá. Tudo no hospital me enojava. Meio-dia, hora do almoço. Parte da tarde, nada para fazer.

Eu e Tatá ficávamos conversando, tentando adivinhar o que levou cada pessoa a estar naquele lugar. Tinha uma mocinha de 18 anos que cortou o pescoço no dia do jogo do Flamengo porque o namorado brigou com ela. Muitos com os pulsos enfaixados. Tentei focar em bons sentimentos, já que não sentia a presença de Deus ali dentro. Nem quando as evangélicas chamavam para oração eu sentia Cristo ou espíritos bondosos ali.

Literalmente, Deus não cabia ali dentro. Eu sentia que as coisas ruins estavam entranhadas nas paredes, procurava não encostar, mas isso tudo podia ser da minha imaginação, já que não tive um sonho ou *insight* ali.

Sou uma pessoa de muita fé, mas confesso que perdi totalmente a essência dela naquele lugar. Tudo fede, os banheiros, algumas pessoas. Eu precisava tanto me agarrar em alguma coisa para continuar lutando! Eu lutava somente para ver e cuidar dos meus filhos novamente.

Estava só tentando sobreviver ali dentro. Não sabia a data em que iria embora. Meu chacra raiz gritava. Eu ainda estava com muitos medos.

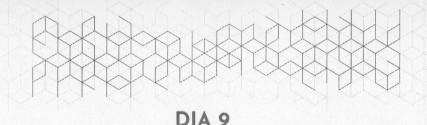

DIA 9

ME INTERNARAM E JOGARAM A CHAVE FORA

Solidão é lava

Que cobre tudo

Amargura em minha boca

Sorri seus dentes de chumbo.

(Paulinho da viola)

Eu sentia saudade de casa, dos meus filhos, mas não podia ligar. E eu continuava ali dentro, com a sensação de que me internaram e jogaram a chave fora. A verdadeira garota interrompida!

Lembro de um rapaz, o Pietro, que parecia tão normal... ele gostava de ler em voz alta os textos que as psicólogas ofereciam e era bem participativo nas atividades. Recebeu alta, mas dois dias depois estava internado de novo. Havia pedido para voltar.

Muitos querem a alta, mas percebi que muitos também não queriam voltar à vida normal. Ali dentro, mal e porcamente, você tem comida pronta, não precisa lavar nem passar roupa, tem remédio e está isolado do mundo, já que lá nem celular pode entrar.

Pietro retornou um dia antes do seu aniversário, o que me fez pensar muito no quanto ele queria magoar as pessoas do lado de fora com sua ausência. Ele era calmo, seu discurso era conexo. Não consegui entender mesmo o que fez ele querer voltar dois dias após a alta. Mas ali você não julga, não é julgado pelos demais internos. Simplesmente há aceitação.

Outro rapaz, que era muito doido mesmo, o Jorge, andava com a calça caindo, falava coisas loucas, incomodava as pessoas, mas eu o achava engraçado. Era esquizofrênico. Fez uma canção para mim! Falava que era pai de 4 ou 5 crianças e repetia o mesmo nome, o que me fez achar que isso não era criação da cabeça dele. Porém, ele era muito doente mesmo. Nem sei se existe alta para esses casos. Uma pena. Parecia ter bom coração, mas era doido de verdade.

Colação chegando! Ufa, o dia está chegando ao fim. Só não contava que estavam chegando mais duas internas: uma senhora esnobe e uma garota que fazia Psicologia. Adivinha quem veio substituir a Cla no meu quarto? A senhora esnobe.

A mulher fingia que era uma beleza. Logo no domingo, ficou gritando a madrugada toda, entrando e saindo do quarto, me incomodando para caramba a ponto de, em crise de sonambulismo, eu ter mandado ela calar a boca, parar de entrar e sair do quarto, porque eu queria dormir.

A mulher era tão nojenta que ficou gritando a noite inteira, ficava pedindo tudo para todo mundo (para mim ela não pedia porque eu já tinha sido bem grosseira com ela), fingia que não conseguia andar, mas, quando ninguém estava olhando, dava um pulo da cama e corria.

Foi até engraçado, porque na sessão de terapia foi indicado que falássemos o que faríamos em 2022, quando tivéssemos alta. Eu não conseguia pensar em nada e dei as respostas-padrão: atividade física, terapia, alimentação regular, tomar medicação adequadamente. A senhora esnobe falou mais de 30 coisas que ela iria fazer, incluindo forró na feira de São Cristovão, pilates no clube tal, andar a cavalo, viajar o mundo, correr na São Silvestre (brincadeira!).

Ela era sociopata. Acho até que beirava a psicopatia. O jeito de fazer os outros de escravos sem nenhum pudor, o fingimento de não conseguir andar, se anunciar como velhinha para as terapeutas e detestar ser chamada de vó pelas outras internas. Era uma pessoa cuja família parecia ter a colocado na internação para se livrar dela.

Saco! Pensei comigo: amanhã, eu não fico mais no mesmo quarto dela. Quero distância.

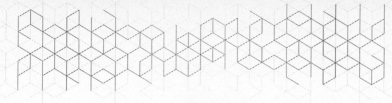

DIA 10

OS PROFISSIONAIS INSANOS

Eu sei que a gente se acostuma. Mas não devia.

A gente se acostuma a morar em apartamentos de fundos e a não ter outra vista que não as janelas ao redor. E, porque não tem vista, logo se acostuma a não olhar para fora. E, porque não olha para fora, logo se acostuma a não abrir de todo as cortinas. E, porque não abre as cortinas, logo se acostuma a acender mais cedo a luz. E, à medida que se acostuma, esquece o sol, esquece o ar, esquece a amplidão.

A gente se acostuma a acordar de manhã sobressaltado porque está na hora. A tomar o café correndo porque está atrasado. A ler o jornal no ônibus porque não pode perder o tempo da viagem. A comer sanduíche porque não dá para almoçar. A sair do trabalho porque já é noite. A cochilar no ônibus porque está cansado. A deitar cedo e dormir pesado sem ter vivido o dia.

A gente se acostuma a abrir o jornal e a ler sobre a guerra. E, aceitando a guerra, aceita os mortos e que haja números para os mortos. E, aceitando os números, aceita não acreditar nas negociações de paz. E, não acreditando nas negociações de paz, aceita ler todo dia da guerra, dos números, da longa duração.

A gente se acostuma a esperar o dia inteiro e ouvir no telefone: hoje não posso ir. A sorrir para as pessoas sem receber um sorriso de volta. A ser ignorado quando precisava tanto ser visto.

A gente se acostuma a pagar por tudo o que deseja e o de que necessita. E a lutar para ganhar o dinheiro com que pagar. E a ganhar menos do que precisa. E a fazer fila para pagar. E a pagar mais do que as coisas valem. E a saber que cada vez pagar mais. E a procurar mais trabalho, para ganhar mais dinheiro, para ter com que pagar nas filas em que se cobra.

A gente se acostuma a andar na rua e ver cartazes. A abrir as revistas e ver anúncios. A ligar a televisão e assistir a comerciais. A ir ao cinema e engolir publicidade. A ser instigado, conduzido, desnorteado, lançado na infindável catarata dos produtos.

A gente se acostuma à poluição. Às salas fechadas de ar condicionado e cheiro de cigarro. À luz artificial de ligeiro tremor. Ao choque que os olhos levam na luz natural. Às bactérias da água potável. À contaminação da água do mar. À lenta morte dos rios. Se acostuma a não ouvir passarinho, a não ter galo de madrugada, a temer a hidrofobia dos cães, a não colher fruta no pé, a não ter sequer uma planta.

A gente se acostuma a coisas demais, para não sofrer. Em doses pequenas, tentando não perceber, vai afastando uma dor aqui, um ressentimento ali, uma revolta acolá. Se o cinema está cheio, a gente senta na primeira fila e torce um pouco o pescoço. Se a praia está contaminada, a gente molha só os pés e sua no resto do corpo. Se o trabalho está duro, a gente se consola pensando no fim de semana. E se no fim de semana não há muito o que fazer a gente vai dormir cedo e ainda fica satisfeito porque tem sempre sono atrasado.

A gente se acostuma para não se ralar na aspereza, para preservar a pele. Se acostuma para evitar feridas, sangramentos, para esquivar-se de faca e baioneta, para poupar o peito. A gente se acostuma para poupar a vida. Que aos poucos se gasta, e que, gasta de tanto acostumar, se perde de si mesma.

(Marina Colasanti)[1]

---

[1] COLASANTI, Marina. *Eu sei, mas não devia*. Rio de Janeiro: Rocco, 1996. p. 9.

Bom dia! Já até me acostumei com a delicadeza do pé na porta e da luz acendendo às 7 da manhã. Minto. Não me acostumei, somente me adaptei a isso. Eu prometi para mim que não iria me acostumar a nada ali.

A equipe de um hospital é muito importante no tratamento dos doentes. Ninguém está ali porque quer (só o Pietro!). Existiram profissionais de enfermagem que eram super grosseiros, médicos sem paciência para te escutar por mais de 10 minutos por semana, psicólogas fazendo piadinhas e perguntando quem ia passar o Natal ali dentro. Estávamos no início de dezembro!

Mas, no meio desses profissionais de merda, sempre tem alguém que nasceu com aquela missão no coração e se entrega ao trabalho.

Havia um técnico de enfermagem que era tão bonzinho! Ele falava com você olhando nos seus olhos, ouvia sua reclamação e, dentro do possível, procurava atender.

Você se sente invisível ali dentro. Ninguém te olha nos olhos, parece que estão falando com animais. Quem está internado já se sente absolutamente excluído de tudo. Excluído do núcleo familiar, excluído pelo médico, excluído.

Como percebi que, nas terapias, técnicos de enfermagem e enfermeiros avaliavam tudo, resolvi fingir fazer os exercícios e não falava quando me era dada a palavra. Produzir prova contra mim? Não mesmo.

Minha amizade com a Tatá estava me fazendo um bem enorme. Nós conversávamos sobre tudo, sobre a vida, sobre a morte, sobre a internação, sobre culpas, desejos.

Tatá falava mais do que eu. Eu ainda estava no modo sobrevivência, falava o essencial, mas procurava ser luz na vida de algumas pessoas ali dentro.

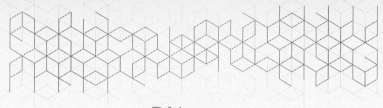

DIA 11

A CHEGADA DO URSÃO

Drão
Os meninos são todos sãos
Os pecados são todos meus
Deus sabe a minha confissão
Não há o que perdoar
Por isso mesmo é que há de haver mais compaixão
Quem poderá fazer
Aquele amor morrer
Se o amor é como um grão
Morre, nasce trigo
Vive, morre pão

(Gilberto Gil)

Chegou um interno novo. Barbudo, gordinho... Tatá logo chamou ele de "ursão"!

Estava tomando banho de sol, sozinha, e ele se aproximou, não com intuito de paquerar, mas para conversar mesmo.

Leo tinha 42 anos de idade, já havia passado por outras duas internações, e disse que estava ali e que não era muito seguro. OI???????

Como assim? Ele me disse, calmamente, que na outra internação dele ali, entrou um traficante e distribuiu cocaína à vontade. Open bar de clonazepam e zolpidem.

Leo me contou, em detalhes, como era fácil um bandido entrar ali! Era só vir pela mata e pular o muro, que não era muito alto! Eu pedi para parar. Que consolador, esse "ursão"! Pedi desculpas, mas eu já estava com medo de dormir, com medo de ficar acordada ali o dia todo, com medo de alguém me enforcar, me estuprar, agora medo de bandido. Ninguém merece!

Leo parecia tranquilo. Tinha duas filhas menores, que ficavam sob a guarda da mãe. Era biólogo. Não quis perguntar o que ele fez para estar ali, conforme todos faziam. Primeiro perguntavam seu nome e depois qual transtorno você tinha! Qual a necessidade disso? Eu lá vou querer saber da doença do outro?

Só senti pena dele e das filhas. Ele se disse depressivo e que aquela já era a quarta internação dele. Eu me assustava quando as pessoas falavam que já haviam sido internadas por mais de uma vez.

O que acontecia que eles não se tratavam para não voltar mais? Será que era tão conveniente estar num lugar como aquele? Depois, percebi que é muito recorrente ter várias internações.

Aí ele continuou a contar da vida dele e eu só pensando no bandido que ia pular o muro.

Hora do almoço! Meio-dia já se passou.

A terapia de tarde era fazer artesanato de árvore de Natal. Se eles soubessem a raiva que eu tenho de pintar e fazer artesanato, nem me chamavam. Parecia jardim da infância. Já que eles não separavam por nível de doença mental, quem não estava tão mal tinha que ficar desenhando ou escrevendo. Terapias bem sem criatividade.

Aliás, essa coisa de não separar os doentes atrapalha muito a melhora de todos. Eu, por exemplo, estava sem estrutura para aguentar as idosas, que deviam estar lá por alzheimer ou senilidade mesmo. Eu não aguentava mais elas gritando na madrugada. Parecia que eu estava no inferno.

Hora do remedinho do sono. Boa noite. Boa sorte.

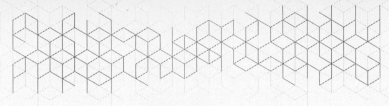

DIA 12

AGIMOS COMO MACACOS

> *Desde os primórdios*
> *Até hoje em dia*
> *O homem ainda faz*
> *O que o macaco fazia*
> *Eu não trabalhava*
> *Eu não sabia*
> *Que o homem criava*
> *E também destruía*
>
> **Homem primata**
> **Capitalismo selvagem.**
>
> **(Titãs)**

Observava as pessoas ao meu redor, os grupinhos, e pensava em como somos primitivos quando estamos sem saída ou numa situação dessas, internados em um hospício.

Me sentia num zoológico, sendo uma macaca, e todos os outros também, afinal, viviam ali só para comer.

Lelê veio sentar-se conosco, junto com outra interna, cujo nome esqueci. Estávamos conversando sobre alguma coisa sem importância, quando ela soltou essa pérola: "Ontem, caiu um meteorito na Terra e só sobrou a ala deste hospital".

Pensei comigo: rio, digo que não foi verdade, finjo demência ou levanto para pegar água para todas, mas principalmente para ela?!

Sábado e domingo eram doídos mesmo. Não tinha visita, não tinha atividade e as pessoas surtavam mesmo. Era horrível ver a pessoa sendo contida e levada para o que chamavam de "calabouço".

O calabouço era de onde as mais perigosas, para si e para outrem, saíam. Num dia, subiram quatro para a ala onde eu ficava.

Eu já tinha me mudado de quarto, antes de surtar de verdade e esganar a velha. Fiquei pensando em quem iria para o meu quarto agora. Banheiro em frente ao quarto.

Subiu uma senhora, não sei quantos anos tinha, porque a pessoa com aquele uniforme parece igual a outra. A senhora que ficou no meu quarto se apresentou a mim, que já estava deitada e medicada, e começou a falar de Jeová.

Eu fingi que já tinha dormido e nem respondi. Não entra um maluco beleza! Putz! Bem que podia entrar uma pessoa "sociedade alternativa", que falasse de disco voador, de lucidez numa sociedade onde a normose é tida como a melhor das hipóteses.

Só aos loucos é permitido sentir, sofrer, amar, odiar. A sociedade normal só finge ser normal. Ninguém de perto é normal, conforme já disseram.

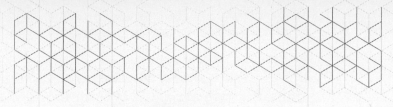

DIA 13

PEDIDO DE SOCORRO

Na visita de quinta, eu pedi que meu ex-marido fosse me visitar, porque, se levassem meu filho de novo, eu iria mesmo processar a clínica e demais responsáveis.

Para minha alegria, meu ex-marido foi. Contei todo o inferno para ele, mostrei a roupa, ele viu meu estado (parecendo uma presidiária) e me prometeu que até terça ele me tiraria.

Só que eu não aguentava mais nem um dia. Chorei muito e fiquei até com febre nesse dia.

No domingo, eu já estava pela tampa! As pessoas, todas surtadas. Uma senhora beijava e abraçava a parede, depois passou mal, com pico de pressão, e caiu na minha frente. A outra desfilava de um lado para o outro do corredor, jogando o cabelo. Ficou mais de uma hora assim. A garota gritando no quarto e dizendo que ia quebrar tudo ali.

Eu quase chorei de desespero, para Deus me transportar para outro lugar, um lugar de paz de espírito verdadeiro. Porém, quem me ajudou mesmo foi Tatá, que me fez ver Luciano Huck e focar nas perguntas que ele fazia num quadro de quiz. Cada vez que ela me via com os olhos cheios de lágrimas, ela enxugava e mandava que eu olhasse só para a televisão, que dali a pouco chegaria a hora dos remédios para dormir.

A amizade com Tatá foi fundamental para minha estadia no inferno.

Fiquei triste porque ia ter prova para delegado da polícia civil do Rio de Janeiro, no dia 12 de dezembro, e eu, que tinha me inscrito, estava ali. Mas já tinham secado as lágrimas mesmo. Eu já tinha perdido tanto! Nem tinha mais lágrima, nem vontade de ficar derrotada por causa disso. Tinha passado anos nesse projeto de estudos para essa prova e tudo deu errado no ano em que ela saiu.

Caiu uma tempestade enorme nessa tarde. Como a chuva, os raios e trovões provocam, nas pessoas internadas, uma espécie de catarse. Os homens e as mulheres, todos na varanda para ver a chuva desabar. Mandaram que todos entrassem e eu pensava na prova que não iria nem poder tentar.

A boa notícia é que a prova foi cancelada, porque o teto de um dos locais de prova desabou. Boa notícia para mim, é claro. Mas quem se importa com os outros num lugar como aquele? Me absolvi.

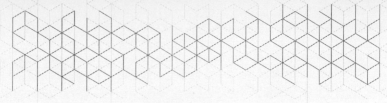

DIA 14

ENFIM A ALTA

Vou me libertar da escravidão da mente
Exalar o que é impuro do meu coração
Mas não quero a liberdade isoladamente
Liberdade vigiada é ilusão
A calamidade, a banalidade
A dignidade já ficou no chão.

(Gabriel - o Pensador)

Logo de manhã, depois do café, soube que iria falar com meu psiquiatra, e ele já veio logo dizendo que eu estava de alta.

Meu coração quase explodiu. Pedi para ligarem para minha família vir me buscar logo. Mas só vieram às 20 horas, porque só iria ter luz no prédio onde moro às 17 horas. Se soubessem que cada minuto ali é menos um dia, que cada dia que passa você se torna mais egoísta, mais endurecido, mais triste...

Eu cheguei a falar com a Tatá que era capaz de me levarem embora só no dia seguinte. Já tinha achado que ia passar mais uma noite no inferno.

Vieram: minha irmã mais nova (que assinou a internação), Beatriz e Gustavo, meus filhos.

Tive uma crise de choro quando saí, quase vomitei.

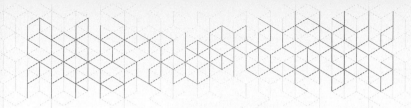

O MEIO

É... Não é para qualquer um. Imagine um monte de gente doida, convivendo junta, sendo obrigada a sobreviver à beira de um abismo, que não sabe qual o próximo acontecimento que vem para te tirar da sua zona de conforto.

Não tem zona de conforto. Você vive para estar pronto para recomeçar tudo de novo no dia seguinte. Ali você é só mais um louco. Ninguém te olha nos olhos. Não há piedade em nenhum momento. O banho é parecido com os de campos de concentração. Todas nuas numa fila para desfrutar de uma ducha quente, como se fosse um ritual para permanecer com sua dignidade menos ferida no dia seguinte. Você só pode se depilar na frente da enfermeira.

A fila do banho era humilhante mesmo. Mas você aprende a malandragem de só tirar a roupa praticamente dentro do box. Ferimento leve.

Outra coisa que me chocou: o tal "dia da beleza". Era um dia onde era permitido que você se visse no espelho e se maquiasse, fizesse o cabelo, mudasse o esmalte. Para quê? Coisa mais sem sentido! Se arrumar e se maquiar para ficar no mesmo lugar. Só valia a pena pelo espelho, onde você podia se ver de verdade, sem a distorção dos vidros dos quartos.

Fazer educação física às 10 horas se você só pode tomar banho às 16. Sério que isso é para recuperar alguém?

Inveja das pessoas que estavam mais loucas do que eu e que cumpriam os rituais achando a coisa mais normal do mundo.

Fazer uma árvore de Natal sem saber se você vai passar o Natal lá dentro?

Desumano. Assim como era desumano ninguém olhar para você, nos seus olhos, enquanto você falava com as paredes. Eram seres humanos ali. Não éramos desprovidos de espírito ainda. Talvez, quem estivesse há mais tempo tenha se acostumado. Eu prometi a mim mesma que nunca ia me acostumar com aquilo.

Tinha um grupo de evangélicas que rezava logo após o jantar, num quarto qualquer. Eu quis participar para me sentir mais próxima de Deus. Infelizmente, não fui tocada em nenhum sentido relativo à fé.

E o descaso com cada paciente. Todos eram tratados igualmente, mesmo tendo graus diferentes de desordem mental. Quem inventou que isso daria certo?

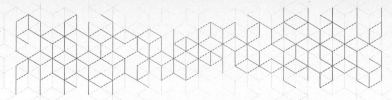

PÓS-INTERNAÇÃO

Saí do hospício muito triste. De verdade. Sinto essa tristeza ainda hoje, passados mais de um ano da alta. Luto, todos os dias, para não voltar a ficar do jeito que eu fiquei, mas tenho altos e baixos.

Durante a internação, me deu uma espécie de dormência na panturrilha e nos pés. No início, achei que fosse consequência da comida. Depois, achei que eram as picadas dos mosquitos. A perna estava lotada de picadas inflamadas. Ainda pensei que fossem os remédios.

No retorno para casa, fiquei mais uns dois meses com essa dormência. Achei estranho, mas já passou.

Retomei, aos poucos, minha fé, até ter vontade de acender uma vela para o meu anjo da guarda e rezar, às 18 horas, para Nossa Senhora da Conceição. Foi um momento muito único, porque chorei bastante e senti a presença da minha mãe e da minha avó.

Não queria sair de casa e nem receber visita. Só olhava o celular quando tinha que atender algum cliente.

Não me sentia segura para sair de casa, mas tinha medo de ficar sozinha.

Nunca mais serei a mesma Renata. Deixei um grande pedaço meu lá dentro do hospício e estou me refazendo. Todos dizem que estou melhor. Não sei se estou tão bem assim. Melhor, com certeza, mas não plena.

Só troquei telefone com Tatá e Lelê. Não queria nada daquele lugar. Rasguei todos os papéis de mandala, promessas, exercícios e joguei na lixeira de lá mesmo antes de sair.

Demorei meses para voltar a dirigir. Passei meu pior Natal e, no Réveillon, contei com a solidariedade do meu ex-marido para passar com a família dele, assim também ficaria com Guga, que estava muito preocupado comigo.

Troquei de psiquiatra e de terapeuta.

Cada dia tem sido único.

Realizei meu sonho de ir para a Disney com meus filhos.

Falo menos e escuto mais. Peço menos e agradeço mais. Choro mais. Ponto. É bom chorar.

Transbordar faz bem.

Meu grande amigo, depois da alta, me disse uma coisa que me marcou muito, após eu falar que estava matando um leão por dia. Ele disse que o leão sai, todos os dias, para matar, para sobreviver, e ainda por cima tem que tomar cuidado em não ser a presa.

A pandemia teve influência no aspecto mental de todos. Todo mundo neste planeta sofreu com os aspectos da Covid. Muitos mortos, muito medo. O inconsciente coletivo ficou ferrado.

Mas vamos continuar como o leão. Cada dia, um dia. E que a sorte nos favoreça e nossa força não seja atingida. Cuide cada um de seu jardim e ajude o próximo a cuidar de si.

Fico na esperança de que revejam o sistema de internação psiquiátrica no Brasil, para que as pessoas não precisem retornar vinte vezes ao hospital, para que saiam preparadas para as lutas do dia a dia, em que há dias de tristeza e dias de alegria. Isso vale para os loucos e para os "normais".